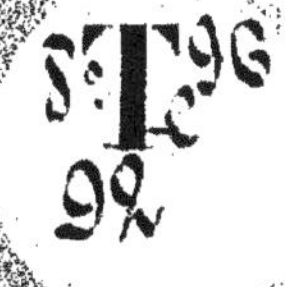

Dr GUELPA

La Guérison du Diabète

CLERMONT (OISE)
Imprimerie DAIX Frères et THIRON
3, PLACE SAINT-ANDRÉ, 3

1910

Hommage de l'Auteur

Dr Guelpa

A mon cher Ami FORCIOLI.

Depuis plus de trente ans que j'ai l'honneur et le bonheur de vous connaitre : sénateur, député, ou simple avocat et ami, vous avez toujours été le plus élevé et honnête défenseur des vraies libertés, le plus bienveillant des hommes, le plus dévoué, fidèle et affectueux des amis.

Permettez que je vous dédie ce modeste travail en témoignage de mon admiration et de ma plus vive amitié.

Dr G. GUELPA.

LA GUÉRISON DU DIABÈTE

PAR

Le Docteur G. GUELPA

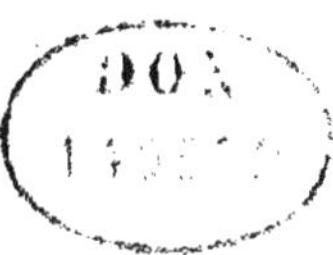

Sublata causa, tollitur effectus.

Dans l'évolution de la science, l'étude des maladies procède d'abord par la voie analytique, et à mesure que les connaissances partielles se multiplient, des lois de plus en plus synthétiques en résultent, qui fixent de manière de plus en plus simple les causes et la marche des processus morbides avec les conditions les plus favorables pour leur prompte disparition.

Il en a été ainsi du diabète, de cette affection qui était considérée d'abord comme la résultante et l'expression de modalités pathogéniques très différentes. Encore dans les derniers ouvrages nous trouvons une classification assez longue des formes du diabète (arthritique, nerveux, pancréatique, hépatique, etc). Cependant MM. Gilbert, Lépine, Parmentier et Chabrol, sans parler de beaucoup d'autres, envisagent la nécessité de simplifier cette classification ; et M. Marcel Labbé, dans ses nombreuses et si savantes recherches à ce sujet, en arrive à la proposition de réduire cette manifestation pathologique à deux grandes classes : le diabète sans dénutrition et le diabète avec dénutrition, c'est-à-dire le diabète où l'équilibre azoté est conservé et celui où cet équilibre est rompu. D'après lui, ces deux manifestations diabétiques sont opposées par leur étiologie, leur physiologie pathologique et leurs caractères physiques.

Des études, que j'ai faites par intervalles depuis plus de vingt ans et presque sans interruption depuis deux ans, me permettent de croire que cette classification ne répond point à la réalité et d'avancer nettement que le diabète est *un* et que les différences qu'on y observe ne résultent en réalité, comme en toute affection bien définie, que de la différence inhérente au malade et du degré de la maladie. Ça va sans dire que quand j'avance que le diabète est *un*, je n'entends pas y comprendre les glycosuries sous la dépendance de lésions primitives autres et incurables, comme la tuberculose, le cancer, les tumeurs cérébrales, etc. Dans ces

Communication à la Société de Médecine, Janvier 1911.

cas, la vraie maladie n'est pas le diabète, mais la lésion grave dont il n'est qu'un des symptômes.

Le diabète est *un*, comme le sont le phosphorisme, l'arsénicisme, le tabagisme, l'alcoolisme éthylique, l'alcoolisme absinthique, etc., avec toutes leurs modalités et leurs degrés, contre lesquels il suffit de supprimer d'abord l'élément intoxicant et de régler ensuite la dose tolérable pour arrêter immédiatement la maladie et en empêcher ensuite le retour. Il en est en effet absolument de même du diabète, qui, à proprement parler, n'est pas une vraie maladie, mais un empoisonnement par pénétration et accumulation excessives d'aliments, que les organes de la nutrition laissent pervertir, ne pouvant plus complètement les comburer. Cette ressemblance est encore plus évidente au point de vue du traitement, car si vous évacuez le poison restant dans le tube digestif, ce qui est facile au moyen de la simple purgation, et si vous interrompez totalement la pénétration de l'aliment jusqu'à combustion du glycose et des acides anormaux dans le sang et dans les tissus, vous assistez toujours à la disparition certaine et sans le moindre danger, de toute manifestation de diabète, quelle que soit la gravité de ses complications.

Ce parallèle entre le phosphorisme, l'arsenicisme et le diabète pourra paraître à première vue bien risqué. Cependant si vous voulez bien y réfléchir, à part les proportions, le processus fondamental et sa déviation en sont parfaitement identiques. Nous voyons, en effet, que l'organisme, régulièrement, je dirai journellement, absorbe dans les ingesta une quantité donnée plus ou moins petite, si vous voulez, d'arsenic, de phosphore, qui sont utiles, indispensables même à sa constitution.

Que sont les aliments en bloc ou leurs composants albumineux ou hydrocarbonés sinon des constituants, en des proportions différentes, des éléments nécessaires à la vie de l'organisme ? Or ces éléments, les uns et les autres, tant qu'ils pénètrent par des quantités compatibles avec le fonctionnement sain, sont utiles et ils sont recherchés. Mais dès que, par leur abondance excessive et à la suite du surmenage des organes, ils ne peuvent plus être successivement et régulièrement transformés et évacués, des désordres graves doivent en résulter fatalement, que nous avons convenu d'appeler empoisonnements. C'est précisément ce qui se réalise lorsque une ingestion persistante et exagérée des matières alimentaires, non réglementée par la fonction défensive de la muqueuse gastro-intestinale, envahit les tissus, modifie les transformations nutritives, surmène et épuise les voies d'élimination.

Alors se développe l'empoisonnement par l'alimentation, qui évoluera dans la forme et avec la gravité auxquelles la nature de l'aliment et la constitution primitive du sujet l'auront plus particulièrement disposé.

C'est ainsi qu'à la suite de longs excès d'alimentation, nous assistons à l'éclosion d'un processus goutteux chez les uns, de l'albuminurie ou du diabète chez les autres, de la manière absolument identique que nous voyons se dérouler les accidents d'empoisonnement par le phosphore, si dans les ingesta de notre sujet nous admettons une quantité excessive de ce corps pourtant si utile et même nécessaire dans les conditions normales du fonctionnement de l'organisme.

Cette ressemblance se retrouvera encore dans la manière de se défendre des tissus, qui leur est commune à beaucoup de points de vue. Ainsi à la période où l'organisme lutte encore avec succès, on constate une espèce d'exubérance de vie, qui donne, à ceux qui ne s'en méfient point, l'illusion d'une plus belle santé (cas habituel dans le diabète), illusion comparable à celle que vous donne le cheval, qui, sous l'action du fouet, précipite plus actives mais plus épuisantes ses contractions musculaires. Mais, dès que l'énergie primitive commence à se trouver en défaut, nous assistons avec plus ou moins de rapidité et d'intensité aux expressions diverses et progressives de l'intoxication (soit-elle phosphore, arsenic, tabac ou produit alimentaire non comburé et perverti), contre lesquelles les tissus ne sont plus en état de soutenir une lutte avantageuse.

Le cheval profondément intoxiqué par le poison de la fatigue ne réagit même plus aux coups, et il est de moins en moins en état d'effectuer son travail ; il s'amaigrit et parcourt précipitamment les dernières étapes de son existence. Mais si le maître, non complètement inhumain et inintelligent, au lieu de continuer à exiger un excès d'effort, qui produit l'excès d'empoisonnement, cessant de frapper la pauvre bête, lui permet de se reposer et d'éliminer en temps les poisons qui sont en train de désagréger ses tissus, la vie et la vigueur se rétablissent, au moins partiellement, et le cheval peut encore pendant longtemps rendre des services rémunérateurs.

Chez l'homme, l'excès d'alimentation, surtout d'alimentation carnée et alcoolisée, a produit, comme nous l'avons dit, une exagération fonctionnelle des organes de la nutrition, avec une apparence de santé plus vigoureuse. Puis petit à petit, comme le cheval trop fouetté, ces organes surmenés deviennent de moins en moins aptes à remplir leurs fonctions et s'acheminent vers l'impuissance totale, si une intelligente et énergique décision ne met pas en temps au maximum de repos ces organes compromis.

Comme nous l'avons entrevu précédemment, les effets de ces intoxications dans leurs évolutions ont une grande ressemblance entre eux. Tant que l'organisme bien armé peut se défendre victorieusement, nous voyons se dérouler des manifestations d'excitation de fonctions, limitées à quelques organes d'abord et bientôt étendues à tout l'organisme : salivation exagérée, débâcles urinaires, diarrhées profuses, transpirations abondantes, éruptions cutanées et muqueuses, névralgies, etc. Et, lorsque ces pauvres organes, après une lutte sans merci, commencent à céder, surgissent les phénomènes de dépression, traduits par l'inappétence, la fatigue, la paresse cérébrale, le sommeil, l'impuissance, les infiltrations, les ulcérations, les gangrènes, etc.

Ne se passe-t-il pas de même dans le diabète ? L'organisme, obligé sans cesse à lutter contre une pénétration alimentaire excessive, se défend victorieusement et longtemps, d'abord en exagérant l'élimination par la voie rénale des produits plus ou moins comburés, des acides toxiques, etc. Et lorsque précisément cette formation acide commence à menacer la vitalité cellulaire, l'organisme se voit obligé de compléter son plan de défense en déviant, en sacrifiant une partie de ses éléments d'énergie, ses glycoses qui deviennent les meilleurs milieux de dissolution et d'élimination de ces toxiques.

Vous voyez par là que le sucre urinaire des diabétiques n'est pas l'élément dangereux, l'élément pathogénique, qu'on doit viser dans la lutte thérapeutique. Non, c'est au contraire l'élément relativement favorable ; jusqu'à un certain moment, il est le plus sûr moyen de défense et de renseignement dans le combat contre la vraie cause intoxicante, comme le sont la température et la douleur dans presque toutes les maladies. La solution sucrée est le meilleur véhicule pour produire l'atténuation et l'élimination de l'intoxication acide, identiquement comme, après des ingestions alimentaires trop salées, il est avantageux et nécessaire de prendre d'abondantes boissons aqueuses pour précipiter la dilution et l'élimination de l'excès de chlorures. Dans ce cas, la polydypsie et la polyurie sont utiles. C'est pour cela que, dans le diabète, on a la tendance naturelle à manger abondamment surtout des aliments hydrocarbonés et à prendre des boissons abondantes parce que ces aliments constituent le meilleur moyen de neutralisation et d'élimination des acides destructeurs des énergies cellulaires, comme l'huile d'olive, la glycérine, les solutions salicylées sont les véhicules les plus utiles contre les dangers de la lithiase biliaire.

Je crois que l'erreur des traitements du diabète dans le passé a été, précisément, d'avoir envisagé le sucre urinaire comme l'ennemi, comme le *quid* pathogénique qu'il fallait prendre comme point de mire et inexorablement faire disparaître. C'est cette erreur fatale qui nous a fait piétiner si longtemps sur place dans la lutte contre une maladie en réalité si facile à enrayer et si rapidement et si sûrement guérissable, quand le malade a la volonté ferme de se soigner sérieusement.

C'est cette erreur fatale qui nous a amené à ces inconséquences, que nous constatons dans presque tous les travaux sur le diabète. Encore tout dernièrement, dans une série d'études de mise au point de la question du diabète, où cependant paraissent ignorées les grandes discussions de l'année dernière aux Sociétés de Médecine et de Thérapeutique, on lit des assertions absolument contradictoires, à décourager les fois les plus solides.

Ainsi M. Castaigne, après avoir dit que les féculents et les sucres sont tout à fait nuisibles quand l'organisme ne les assimile pas, deux pages plus loin, ne craint pas d'ajouter: *quand le diabète est au maximum de gravité, on devra rendre le régime moins sévère, diminuer surtout l'alimentation carnée et redonner les hydrates de carbone.* C'est le complet renversement de l'axiome : *qui potest majus, potest minus.*

A ce sujet, M. Marcel Labbé exprime la même pensée : *Dans le traitement* dit-il, *que nous imposons aux diabétiques, avec dénutrition, nous devons viser à la fois l'hyperglycémie et l'acidose ; la première nécessite une réduction des hydrocarbones ; la seconde réclame la modération du régime carné et la conservation des hydrocarbures pour alcaliniser l'organisme. Il y a antagonisme entre ces deux indications, etc.*

Et oui, j'ajoute à mon tour, il y a antagonisme, mais antagonisme artificiel, parce que dans le traitement de la première phase, on ne s'est pas conformé aux indications logiques de la maladie. Ces indications, bien interprétées, nous disent bien nettement qu'il ne faut pas considérer comme pernicieuse la glycosurie, laquelle, par le fait, n'est que le principal moyen de défense possible qui reste à l'organisme contre l'atteinte progressive, pernicieuse, de l'acidose développée par l'apport continu et inconscient des aliments producteurs directs ou indirects de cette acidose.

On m'objectera peut-être que mes affirmations ne peuvent tenir debout en présence de la constatation que la suppression des aliments hydrocarbonés arrête souvent le diabète. Je suis loin de contester le fait, mais il y a lieu de l'interpréter justement.

En étudiant les innombrables cures qu'on a proposées contre le diabète et qui paraissent si dissemblables, on peut dégager le lien commun reliant tous les traitements qui ont donné des résultats satisfaisants. Que ce soit, en effet, le régime lacté de Donkin, ou le régime des légumes verts et des fruits de de Renzi, ou le régime carné et d'acide lactique et alcool de Cantani, ou le régime de viande, de graisse et de gluten de Bouchardat, ou le traitement par l'opium de Tommasini et de Pavy, etc., tous réalisent l'effet commun de pouvoir améliorer la combustion organique, en réduisant l'alimentation, soit à cause du dégoût progressif provoqué par l'uniformité persistante de la nourriture, soit à cause de l'action empêchante des médicaments sur l'activité musculaire et glandulaire du tube digestif.

Dans notre cas, ou le diabète est léger, ou bien il est grave. S'il est léger, la suppression des hydrocarbones et l'uniformité du régime qu'on prescrit font que petit à petit le malade, augmentant sa répulsion pour la nourriture imposée, s'alimente de moins en moins, sans parler du fait que cette alimentation trop uniforme, surtout carnée, finit par déterminer une grande diminution d'assimilation intestinale et quelquefois même de la vraie lientérie, ce qui contribue encore plus à réduire la pénétration des produits alimentaires jusqu'au foie et aux éléments cellulaires. Et ainsi, comme nous venons de le dire, se réalise indirectement ce dont l'organisme a besoin : le repos relatif des organes transformateurs et éliminateurs. Telle est, je le crois, la juste explication de l'action quelquefois efficace de la suppression des hydrocarbones dans le traitement du diabète, résultat qu'on réalise beaucoup plus sûrement et très rapidement par la suppression momentanée de tout aliment, complétée par les purgations.

Mais lorsque cette maladie est grave, si on supprime les hydrocarbones, deux effets peuvent se produire : ou la glycosurie continue dans ses manifestations, et le malade ne s'améliore pas du tout, et c'est le cas le moins malheureux ; ou bien la glycosurie diminue et même disparaît. Mais ici l'état général du malade s'aggrave rapidement, de manière effrayante, l'acidose fait son chemin. Dans ces cas MM. Castaigne, Lépine, Marcel Labbé, Schwartz, Auhein, etc. renversant leur conception première du diabète, s'empressent d'accentuer la contradiction, en déclarant qu'il est urgent de provoquer le retour de la glycosurie au moyen de farineux et même au moyen de l'ingestion par la bouche ou par le rectum de solutions sucrées.

Observation I. — J'ai eu précisément, ces mois derniers, un cas typique dans ces conditions. Il s'agit d'un de mes anciens clients qui m'avait quitté depuis plus de dix ans, homme d'une cinquantaine d'années, depuis longtemps hépatique et diabétique, très insouciant de sa santé. Un jour il constata que le doigt annulaire de son pied droit devenait froid, insensible et livide. Il prit l'avis de différents médecins qui le soumirent au régime de la viande et des œufs avec suppression des aliments hydrocarbonés. Le résultat fut des plus satisfaisants au point de vue du sucre des urines et même du commencement de gangrène. La teinte livide des téguments du doigt diminua très rapidement pour faire place à une légère teinte rosée, qui redevenait à peine cramoisie seulement après une longue station debout ; le sucre était complètement disparu des urines. Il y aurait eu lieu de s'en réjouir si la coloration ictérique des téguments, le rapide amaigrissement, la tuméfaction du foie jusqu'à la ligne ombilicale, l'assoupissement et la perte progressive des forces n'avaient pas fait craindre justement, même à l'entourage, une prompte catastrophe. C'est dans ces conditions que, sur le conseil d'un de ses amis d'outre-mer, la famille se décida à revenir à mes conseils. J'ai été frappé de cette coïncidence de la disparition totale de la glycosurie (constatée par des analyses bien faites) et de la guérison presque complète de la gangrène en même temps que de l'état excessivement grave de dépérissement du malade.

Comment interpréter ces modifications apparemment si contradictoires ? Je ne vois d'autre explication possible qu'en admettant l'intoxication rapide avec congestion violente et très étendue du foie déterminée par l'arrivée massive en lui des produits carnés.

Comme un filtre trop rempli et trop comprimé, le foie, ne laissant plus pénétrer dans la circulation presque aucun principe nourricier, a obligé les éléments cellulaires à brûler le sucre du sang et des tissus, d'où disparition de la glycosurie et de la gangrène qui en étaient la conséquence.

Malheureusement, les apports au foie non discontinués des produits carnés faisaient leur œuvre et menaçaient de faire mourir à brève échéance notre malade, non plus de glycosurie et de gangrène, mais de son intoxication acide. En présence de cette situation si grave, j'ai commencé par suspendre toute alimentation et par ordonner l'évacuation journalière de tous les produits alimentaires et toxiques d'origine intestinale, qui ajoutaient au surmenage et à l'intoxication du foie, ce qui a obligé l'organisme à brûler ses réserves et surtout à comburer bien et vite ses éléments déjà compromis.

Les heureux effets de cette prescription n'ont pas tardé à se manifester : le malade n'avait pas encore terminé sa première cure de quatre jours qu'il se sentait renaître : son ictère disparaissait à vue d'œil ainsi que sa grande prostration, et se manifestait, très saisissante, une grande amélioration de l'état général. Malgré les quatre jours de purge et de jeûne, le faciès paraissait moins maigre, parce que désintoxiqué. Soumis par la suite à l'alimentation lacto-végétarienne réduite, interrompue de temps en temps par des périodes de cure de trois jours de privation absolue d'aliments et de purgation journalière, le malade s'améliora au point de pouvoir vaquer aisément à des fonctions intelligentes et exigeantes de président de sociétés et de directeur d'entreprises.

Une saison à Vichy ayant complété cette amélioration, le malade s'est permis des écarts du régime conseillé. Et alors rapidement se rétablissait l'ictère avec la perte des forces et un peu de glycosurie, qui furent de nouveau vaincus par l'application de la cure et du régime conseillés.

Nous avons dit que le diabète est déterminé par l'alimentation exagérée, que les organes hématopoiétiques n'arrivent plus bien à comburer; et que les complications les plus graves proviennent de cet excès de glycose et surtout de l'acidose qui favorise la gangrène et fait le coma. Dans ces deux manifestations du diabète nous trouvons les indications très nettes de ce que nous avons à faire pour le combattre avec certitude de succès. Les voilà :

1° Supprimer temporairement tout apport d'aliment pour obliger l'organisme à vivre sur ses ressources jusqu'à la combustion totale du sucre anormal existant dans les tissus, ce qui nous est indiqué par l'analyse des urines ;

2° En même temps, purgation quotidienne pour augmenter cette affamation de l'organisme et pour drainer vers l'intestin l'excès d'acide et de destruction cellulaire, qui sont trop lentement ou imparfaitement éliminés dans l'excrétion urinaire ;

3° Ensuite par une vraie rééducation nutritive, revenir progressivement à l'alimentation, en se basant sur la capacité croissante de la fonction hématopoiétique, qu'on peut suffisamment surveiller et doser surtout par l'analyse des urines. Car nous savons par des études physiologiques précises que, si on ne fournit à l'organisme qu'une alimentation toujours inférieure à la capacité comburante du foie (laquelle chez le diabétique est toujours très réduite), cette capacité augmente assez rapidement jusqu'à atteindre quelquefois presque la normale ;

4° Cette alimentation doit donc exclure avant tout les aliments producteurs de purines, cause principale de l'acidose, d'où le corollaire immédiat et capital de la nécessité absolue de supprimer de l'alimentation les viandes, les œufs et quelques légumineuses, grands facteurs d'acidose, et les boissons alcoolisées pernicieuses à la fonction du foie déjà si réduite.

Lorsque, bien conscient de ce syllogisme thérapeutique, on en fait l'application prompte et énergique, on est vraiment émerveillé de la modification heureuse qui se manifeste si vite et si sûrement. Même dans les cas de gangrène, au bout d'un jour ou deux au maximum, on la voit rétrocéder, et dans l'espace d'une semaine ou deux disparaître, avec la disparition complète du sucre des urines et avec le rétablissement parallèle de l'état général.

On assiste à une transformation si rapide et si heureuse, à ne pas y croire. Ça va sans dire que, quand je parle de guérison de gangrène, je n'ai pas la prétention de redonner la vie aux parties déjà mortifiées. Dans ce cas, il est entendu qu'elles doivent être d'abord et au plus tôt éliminées.

A l'appui de ce que j'avance, je ne vous apporterai pas toutes les observations de diabète, légers et moyens, même s'ils étaient caractérisés par 200 et 300 grammes de sucre urinaire et s'ils dataient déjà depuis plusieurs années. Pour ne pas abuser de votre temps et de votre indulgence, je me bornerai par contre à vous résumer seulement quelques cas extrêmes de cette maladie.

Le succès constant, la rapidité de la guérison de ceux-ci, vous démontreront suffisamment ce que j'ai pu obtenir chez les diabétiques ordinaires.

A part le cas dont je vous ai déjà entretenu dans ma première observation, et qui dans son genre est assez caractéristique, les huit qui vont suivre ont pour objet : un cas très grave de congestion pulmonaire ; trois cas de gangrène du pied ; un d'anthrax très grave ; un de forte amblyopie ; un de diabète à 1.200 grammes de sucre et 14 litres d'urine chez un jeune homme de seize ans ; et enfin, un cas de terrible névrite sciatique double, rebelle, avec disparition de la perception des fémorales et des poplitées chez une vieille dame de 72 ans. Je regrette de ne pouvoir présenter un cas de coma. N'en ayant pas dans ma clientèle, je m'étais recommandé pour cela à plusieurs de mes confrères, mais jusqu'à présent ils n'en ont pas eu à me confier.

Je le regrette, dis-je, car je suis absolument persuadé que le succès suivrait rapidement l'application du traitement, comme dans les autres complications. — Les belles recherches faites par M. Bardet au sujet d'un cas de diabète à 900 grammes, soigné par ma méthode dans le service de M. le Prof. Robin, autorisent nettement cette prévision.

2e OBSERVATION. — M. P., âgé de 68 ans, atteint du diabète à 300 grammes et 4 litres d'urine, depuis plusieurs semaines, souffrait de grave bronchite. Lorsque je l'ai vu, il étouffait. Une toux très intense avec teint cyanosé et bouffissure de la face me faisaient craindre une catastrophe à bref délai. A l'examen de sa poitrine on constatait une congestion généralisée des deux poumons avec toutes sortes de râles à ne pouvoir rien préciser. La langue ainsi que les lèvres étaient très sèches, et, outre la toux, le pauvre malade se plaignait surtout de céphalalgie intolérable, qui, depuis une quinzaine, l'empêchait de prendre le moindre sommeil réparateur quoiqu'il fût continuellement somnolent. Enfin, il était en proie à une soif intense que rien n'apaisait. L'analyse indiquait 4 litres d'urine et 300 grammes de sucre.

Je lui prescrivis les conseils suivants; 1° prendre quotidiennement, pendant trois jours, une bouteille d'eau minérale purgative ; 2° s'abstenir de tout aliment durant cette période ; 3° boire à volonté infusions variées et eau d'Evian ; 4° garder l'appartement.

Quatre jours après, le malade ne toussait plus, il n'y avait plus de râles dans sa poitrine ; à part un peu d'essoufflement à la montée, la respiration était calme, le pouls tout à fait régulier, l'aspect extérieur presque normal. Il ne restait d'inquiétant que la langue sèche et rouge. L'analyse des urines ne donnait plus que 26 grammes de sucre et 2 litres d'urine.

Après avoir répété quelquefois la cure, on a réalisé une vraie résurrection : de livide et œdémateux, le teint est redevenu rose, l'œil vif et souriant, au lieu d'angoissé et effaré, la respiration normale sans manifestation morbide à l'auscultation; les mouvements aisés sans provoquer de l'essoufflement. Mais arrivé à cette période, le malade satisfait a disparu de mon observation, qui date depuis deux ans. J'ai su indirectement qu'il était bien portant il y a quelques mois.

3e Observation. — Mme S..., du Perreux, âgée de 60 ans, atteinte depuis plusieurs années de diabète avec amblyopie symptomatique, avait au commencement de la cure (novembre 1908) 90 grammes de sucre avec 2 litres d'urine. Mais ce qui constituait la gravité exceptionnelle de la maladie, c'était le mauvais état général, et la complication existant au pied droit. Les troisième et quatrième orteils avaient à leur extrémité une escarre carbonisée de la dimension d'une pièce de cinquante centimes, et toute la région métatarso-phalangienne avait une teinte rouge livide et était absolument insensible aux piqûres avec épingles introduites profondément. Comme vous voyez, il s'agissait bien de gangrène diabétique non douteuse.

Soumise à la cure de désintoxication le 23 novembre 1908 ; dix jours après, toutes les manifestations de la gangrène avaient disparu, ainsi que le sucre dans les urines, avec rétablissement complet de la santé. J'ai revu cette malade, il y a quelques mois (un an et demi après le traitement) : elle ne présentait aucun symptôme de diabète.

4e Observation — M. B., grand buveur de bocks et de champagne, est atteint de diabète à plus de cent grammes depuis de très nombreuses années. Agé de moins de 50 ans, il n'a déjà plus de dents. Il y a deux mois, à la suite d'un cor au petit doigt du pied droit, se manifesta une inflammation avec rougeur livide, qui avait gagné rapidement toute la moitié externe de la région métatarsienne. La sensibilité était presque disparue et l'état général était assez inquiétant.

Je l'ai soumis à la cure de la purgation journalière et de la privation absolue d'aliments pendant 4 jours. Dès le deuxième jour, la zone enflammée avait cessé de s'étendre, et la teinte de la peau était devenue déjà rosée. A la fin de la semaine, il n'y avait plus de sucre dans les urines ; l'état général était profondément et heureusement transformé, et toute manifestation gangréneuse, totalement disparue.

5e Observation. — Au mois de mars dernier, MM. les docteurs Suzor, Vignat et Levassort donnaient leurs soins à M. L., Américain, qui, en voyage de plaisir, était tombé malade à la suite d'une légère blessure au petit doigt, qui avait dégénéré rapidement en gangrène étendue déjà à tout le pied droit. Elle était la localisation d'un diabète de près de 300 grammes de sucre et de plus de 4 grammes d'albumine. Il s'agissait de pratiquer l'amputation du pied et on faisait les applications d'air surchauffé en attendant de pouvoir préciser les limites de la section. C'est dans ces conditions que mes confrères firent appel à moi.

Ayant institué immédiatement la cure de désintoxication et de réduction, le malade, dix jours après, n'avait plus de sucre dans ses urines, l'albumine était réduite à moins de cinquante centigrammes (parce que le malade s'était refusé à renoncer totalement à la viande) et au bout de trente jours, il pouvait continuer son voyage de plaisir, n'ayant perdu que la petite phalange qui était déjà nécrosée lorsque fut commencée la cure de désintoxication.

6e Observation. — Il y a trois mois, j'ai donné mes soins à une dame de 60 ans, un confrère de New-York, venue expressément à Paris pour se faire soigner d'une grave amblyopie par M. le Dr Trousseau. Elle avait un diabète de 300 grammes de sucre avec un état général déplorable. L'intelligence même était parfois obscurcie.

La malade présentait en même temps deux anthrax dans la région abdominale : l'un à droite, l'autre à gauche de l'ombilic. Le second, complètement livide, cyanosé, avait la grosseur du poing. Le teint de la face était bistré. Vous pouvez juger par ces rapides renseignements quelle était la gravité du cas.

La malade accepta, quoique avec beaucoup de scepticisme, de rester trois jours au jeûne absolu et à la purgation journalière. Au bout de ce temps, tout émerveillée, elle eut la satisfaction de constater que le sucre était disparu de ses urines. La vision était presque doublée, et l'état général s'était considérablement amélioré. Les anthrax ont commencé à bien se limiter dans les tissus sains et à se ramollir. Mais la malade, gourmande et très volontaire, voulant manger beaucoup malgré mes conseils, le sucre revint, quoique en modestes proportions relativement à l'état précédent. Grâce aux répétitions de la cure, il y eut des alternatives de disparition et de retour de sucre dans les urines, et pendant ce temps l'état général continua à s'améliorer. Les deux anthrax marchèrent à la guérison : le petit disparut sans s'ulcérer. Quant au gros, les tissus déjà mortifiés, rapidement séparés des parties saines, se sont éliminés par sphacèle sans odeur, en moins d'un mois, sans déterminer la moindre ascension fébrile ou toute autre complication.

7e Observation. — M. le Dr Leprince, de Bourges, a appliqué la cure de désintoxication avec le plus heureux effet à 22 malades d'affections oculaires. Parmi ces observations la suivante est particulièrement suggestive.

Mme G., 48 ans, avec troubles visuels et asthénopie diabétique ; depuis cinq ans elle avait cinq litres d'urine et 300 grammes de sucre avec 23 de tension artérielle.

Soumise à la cure de désintoxication, elle était, trois semaines après, complètement guérie de son diabète et de son asthénopie. Par la suite, en répétant de temps en temps la cure indiquée, la guérison s'est maintenue.

8e Observation. — Il est généralement admis que le diabète chez les jeunes gens est pour ainsi dire inguérissable et fatal à brève échéance. L'observation suivante est la démonstration qu'à l'avenir ce funeste pronostic doit être corrigé.

Il s'agit d'un jeune homme de seize ans qui se trouvait depuis cinq mois à l'Hôpital Tenon, dans le service de M. le Dr Fleurand. Il faisait jusqu'à 14 litres d'urine avec 1200 grammes de sucre. Malgré tous les traitements, soit chez lui pendant deux ans, soit à l'hôpital, on n'avait pu faire baisser le taux du sucre au-dessous de 400 grammes et la quantité des urines de 5 litres. La soif de ce pauvre malade était si intense qu'après avoir dépensé les quelques sous dont il disposait, uniquement pour boire, il se trouvait heureux d'apaiser momentanément sa soif dévorante en buvant à même le ruisseau. Les téguments de la face étaient infiltrés d'un œdème dur et rouge, presque cyanosé.

M. le Dr Fleurand, ayant eu la bienveillance de m'autoriser à appliquer ma cure à ce malade, je l'ai soumis deux fois à des périodes de jeûne et de purgations, pendant trois jours consécutifs. Il y eut immédiatement une diminution des symptômes diabétiques. Mais l'amélioration ne s'accentua pas suffisamment. A dire vrai, j'étais très ennuyé, car j'étais, comme à bon droit je le suis, convaincu de l'efficacité absolue du traitement.

Doutant fortement de sa sévère exécution à l'hôpital, j'ai prié M. le Dr Fleurand de me concéder que le malade vînt habiter pendant quelque temps chez moi, où j'aurais pu le surveiller et diriger la cure avec plus de chance de succès.

Comme j'avais déjà chez moi un autre malade que j'avais pris de la même manière dans le service de M. le Dr Caussade et que j'avais guéri d'une goutte ankylosante très grave, mon jeune diabétique, encouragé par l'exemple, s'est soumis sérieusement à la cure qu'il a supportée même pendant six jours de suite. Aussi le résultat heureux ne s'est pas fait attendre. Au bout de quinze jours, le sucre était disparu, et la quantité des urines était descendue à un litre.

M. Maincent, l'habile chimiste qui a bien voulu se charger des analyses des urines, était étonné de ce résultat si beau et craignait qu'il y eût de la supercherie de la part du malade. Pour le rassurer à ce sujet, un jour je lui ai amené notre jeune diabétique et je l'ai fait uriner en sa présence. Examinées immédiatement, les urines ne présentèrent la moindre trace de réduction. En même temps, l'état général s'était modifié de la manière la plus satisfaisante et l'hyperémie avec œdème des téguments de la face était presque disparue

Après ce résultat, le jeune homme a voulu s'émanciper. Il sortait de la maison, et en cachette il mangeait. Il y eut une rechute que j'arrêtais de nouveau facilement La leçon ne lui profita pas. Avide de jouissances, il fit des infractions de toute sorte qui ramenèrent le sucre au taux de 30-40 grammes et la quantité des urines à près de deux litres. Un jour, lui ayant fait des reproches de mentir et de ne pas se soigner plus sérieusement, il m'a quitté et je ne l'ai plus revu.

Quoique le résultat ne soit pas complet, ni définitif comme je l'aurais voulu et comme j'avais le droit de prétendre si le malade avait été sérieux, il n'en résulte pas moins qu'on était parvenu à améliorer profondément l'état général, à faire disparaître par deux fois rapidement et totalement le sucre et à maintenir la quantité des urines inférieure à 2 litres. De plus, et cela est capital, malgré les infractions, le sucre, n'avait plus atteint que le taux maximum de 50 grammes et redisparaissait dès que le malade se résignait à faire sérieusement la cure pendant quelques jours.

9e OBSERVATION.—Une de mes anciennes malades, que j'avais déjà guérie d'un diabète de 300 grammes il y a une dizaine d'années, par la méthode de Donkin, et que, à la suite de l'échec par la méthode précédente, j'avais soignée de nouveau avec succès et rapidement il y a deux ans par la cure de désintoxication, un an après refaisait du sucre à la suite du relâchement dans l'hygiène conseillée.

Petit à petit étaient venues s'ajouter des fortes douleurs qui la torturaient jour et nuit dans les deux membres inférieurs.

Persuadé que cette double sciatique n'était qu'une manifestation du diabète, j'avais conseillé de nouveau une cure de désintoxication. La malade avait bien voulu s'y soumettre, mais elle n'avait jamais eu la volonté ferme de l'exécuter sérieusement. J'étais doublement inquiet parce qu'on ne pouvait plus sentir les poplitées ni les fémorales : on ne percevait que le battement des pédieuses, et les douleurs étaient vraiment atroces dans les deux jambes. Je m'attendais d'un moment à l'autre aux manifestations très graves de gangrène des deux extrémités, surtout de la droite. Il n'était pas possible de se rendre compte d'une part de ce qui dans ces névralgies revenait au diabète, ou bien à la vraie artérite sénile (ma malade est âgée de 72 ans) et d'autre part, je ne pouvais pas pousser à fond, comme je l'ai dit, ma cure de désintoxication, à cause de la résistance craintive de l'entourage et de la malade même, qui ne voulait pas maigrir.

Dans ces conditions, après une consultation avec M. le Dr Caussade, on a prescrit des courants continus, très bien appliqués et longtemps par mon excellent ami M. le Dr Dignat. Les douleurs persistèrent aussi pénibles.

Ne pouvant obtenir de la malade la décision à une profonde désintoxication, je fis appel aux précieux conseils de M. le Professeur Gilbert, qui prescrivit d'abord le régime lacté exclusif, réduit, et ensuite une solution iodurée qu'on devait augmenter progressivement. Ce régime sévère détermina un grand amaigrissement et la diminution progressive du sucre dans les urines. Les douleurs diminuèrent aussi parallèlement.

Au bout d'un mois, la malade ayant demandé de suspendre pendant quelque temps le régime lacté qu'elle commençait à supporter difficilement, je l'ai autorisée à s'alimenter sobrement avec des légumes, de la salade et des fruits. Elle y a ajouté quelques biscuits sans-pareils et peut-être d'autres gâteaux. Alors le sucre reparut dans les urines et les douleurs dans les jambes revinrent, un peu plus pénibles. Comme elle avait une profonde aversion pour l'iodure de potassium, j'ai essayé à continuer le traitement simplement par l'alimentation végétarienne que j'ai voulu encore plus réduite. Et cela a suffi pour obtenir l'amaigrissement nécessaire, la disparition complète du sucre des urines, et la guérison des névralgies aux extrémités.

Les battements des poplitées sont de nouveau perçus et la malade, aujourd'hui bien amaigrie, mais dans des conditions générales très satisfaisantes, est débarrassée, elle et nous, du cauchemar de la gangrène des extrémités. Et tandis que les applications électriques de mon ami M le Dr Dignat n'avaient donné aucun résultat les premières fois, après la disparition de la glycosurie, elles ont contribué à faire remarcher rapidement et librement notre diabétique.

Comme vous venez de le voir, chez tous ces malades, le traitement a été simplement le même et très simplement on a obtenu le même heureux résultat.

Voilà comme je formulais ma prescription, quelles que fussent la gravité et la durée de le maladie :

a) Pendant trois ou quatre jours consécutifs prendre tous les jours 40 grammes de sulfate de soude dissous dans 3/4 de litre d'eau légèrement chauffée, ou bien une bouteille d'eau minérale purgative.

b) Dans le cours de cette période, s'abstenir totalement de quelque aliment ou boisson alimentaire que ce soit et boire à volonté tisanes, infusions de thé ou de café, eaux potables.

c) Après cette période, faire une cure de lait (de un litre à un litre et demi par jour) qui durait 4 à 6 jours. Cette cure de lait en général ramenait ou augmentait légèrement la quantité modérée du sucre restant encore dans les urines, mais l'amélioration générale continuait de s'accentuer de plus en plus.

d) Le malade était de nouveau soumis à la cure du jeûne et de la purge pendant 4, 5, 6 jours : après laquelle je lui permettais une alimentation végétarienne réduite constituée à peu près de cette façon :

Le matin, une assiette de potage julienne ou bien un raisin, ou une pomme avec une tasse de thé ou de café peu sucré.

A midi, un plat de légumes peu abondant, beaucoup de salade, un fruit avec 50-60 grammes de pommes de terre ou 25-30 grammes de pain. Le soir comme à midi. Thé léger ou bien eau pour boisson aux repas.

A ce régime, qui devait être suivi pendant une semaine, succédait de nouveau une cure de jeûne et de purgation.

Il est très rare (je n'en ai pas encore vu de cas contraire) que, arrivé à ce point, le diabétique ne se sente pas très bien et que le sucre ne soit pas complètement disparu de ses urines.

Habituellement ce résultat est déjà acquis dès la première période de cure.

On pourrait s'effrayer à l'avance de cette fréquente et longue répétition de jeûnes et de cette grande réduction des aliments et on pourrait s'imaginer que cette cure est terrible, difficile à supporter. Il n'en est rien. Je l'ai pratiquée assez fréquemment sur moi-même dans le but d'entrainement physiologique pour pouvoir vous l'affirmer avec toute certitude. Du reste, tous les malades sont agréablement surpris de la facilité avec laquelle ils l'ont endurée. En effet régulièrement on n'a pas de mal de tête, pas de faim, pas de soif, on vaque à ses affaires, on a la respiration plus libre, et la pensée et l'action plus énergiques. Il n'y a pas de malade qui regrette de s'y être soumis.

A ce moment commencent les difficultés réelles du traitement, difficultés qui proviennent non de l'imperfection du traitement, mais de l'imperfection du malade. En général, celui-ci, habitué à manger bon et abondamment, se sentant bien et ne voyant plus de sucre dans ses urines, se croit guéri et devient impatient de se satisfaire avec une alimentation plus abondante. Et alors, quelle lutte pour le persuader que, si son diabète est disparu, il n'est pas pour cela guéri de sa disposition à refaire du sucre, si on ne proportionne pas sévèrement et progressivement la quantité des aliments à la capacité de sa fonction hépatique pour les comburer!

Enfin vous parvenez en général à le convaincre de la nécessité d'un long stage de régime restreint qu'on établit progressivement de moins en moins sévère, alterné avec des périodes de cure de plus en plus éloignées, en se basant pour cela, comme nous l'avons déjà dit, sur les examens fréquents des urines.

Parvenus à ce point, une partie des malades suivent strictement nos conseils et restent définitivement guéris. Les autres font de plus en plus des infractions, s'éloignent de notre surveillance et refont du diabète. Mais même dans ce cas la maladie ne parvient plus à un état dangereux, d'abord parce que le malade, malgré tout, reste relativement modéré dans son alimentation, et ensuite parce que, instruit par le passé, dès qu'il sent de nouveau son diabète menaçant, il revient au médecin, quand il ne se remet pas de lui-même à la cure qui, bien appliquée, refait disparaître très rapidement le sucre des urines et améliore l'état général.

En définitive, le diabétique guérit radicalement quand il le veut bien. En tout cas il a toujours la satisfaction d'avoir rendu son mal sans gravité et de pouvoir le faire disparaître complètement dès qu'il se décide à se soigner sérieusement

Pour conclure, nous pouvons hautement affirmer que le diabète n'est plus une maladie dangereuse et incurable, mais un simple vice de la nutrition, qu'on peut prévenir et guérir toujours avec une saine éducation alimentaire.

Et comme corollaire, nous ajouterons, sans crainte d'être démenti sérieusement, qu'à l'avenir la durée et la mortalité du diabète ne pourront plus être que le résultat de deux facteurs, l'ignorance du médecin et la pusillanimité du malade.

Discussion.

M. Depasse. — La communication de notre confrère est très intéressante ; seulement je proteste de toutes mes forces contre cette simplification du diabète. J'en ai vu de toutes les sortes, ils avaient des causes tout à fait différentes, car il n'y a pas un diabète, il y a des diabètes, et surtout des diabétiques différents.

Je suis devenu horriblement sceptique au point de vue du traitement.

Pourquoi est-on diabétique ? Parce qu'on a de l'acide, parce qu'il y a une modification dans le fonctionnement des organes ; on est diabétique parce qu'on a une lésion quelque part, au foie, au pancréas, ou une lésion nerveuse, etc.

Ce n'est pas parce que vous mettrez un diabétique à la diète que vous guérirez son foie ou son cerveau, ce n'est pas si facile que cela.

Je vous raconterai une histoire à ce propos : je suis appelé à Troyes pour voir un diabétique : c'était un brasseur, gros mangeur et gros buveur. En très peu de temps, je l'ai guéri.

A Troyes, on ne parlait plus que de M. Depasse, j'étais un dieu, j'étais le seul guérisseur certain des diabétiques ; deux ou trois autres brasseurs m'étaient adressés. Ma réputation allait de Troyes à Belfort ; pendant 6 mois, j'ai été en route tout le temps pour guérir des diabétiques, mais cela n'a pas duré.

En effet, je me suis trouvé en face de diabétiques qui n'ont pas guéri, pourquoi ? Je n'en sais rien, et ma gloire a été très éphémère. Cela me rappelle l'histoire de Landouzy :

Il est appelé dans le Midi pour une dame qui avait une gastrite, mais cette gastrite avait été auparavant diagnostiquée : cancer de l'estomac. Il fut appelé partout dans le Midi parce qu'il guérissait les cancers de l'estomac ; il ne les guérissait pas plus que je ne guérissais les diabètes, mais comme un confrère avait fait ce diagnotic de cancer, on croyait qu'il les guérissait.

Pour en revenir au diabète, je dirai que c'est une maladie beaucoup plus complexe que ne le croit M. Guelpa. Depuis Claude Bernard, on n'a pas plus élucidé la question du diabète que celle du tabès. On a écrit beaucoup de livres sur le diabète, je les ai tous lus, je pourrais les réciter par cœur, car j'ai une bonne mémoire ; mais quand je fais un traitement, quelquefois il réussit, quelquefois il ne réussit pas. J'en ai vu beaucoup de cas ; rien que dans le personnel du Sénat, j'en ai 5 en ce moment ; quant à mon fameux traitement qui m'avait rendu l'homme le plus remarquable de Troyes à Belfort, il ne réussit pas toujours.

Quant à mettre les diabétiques à la diète, je ne crois pas à l'efficacité de ce traitement, voici pourquoi : dernièrement, une Espagnole très riche et très pieuse est prise du diabète. On m'appelle parce qu'elle avait une petite gangrène de l'orteil. Il n'y avait pas beaucoup de sucre, mais plus de battements dans les artères du pied et de la jambe, et devant cet accident terrible, car je n'en ai jamais vu guérir, je porte un diagnostic grave. Cette gangrène avait été diagnostiquée accès de goutte par un confrère du voisinage.

Le jour même, je dis : diabète avec gangrène, donc mort certaine. Sur quoi, cette dame très pieuse me répond : Eh bien ! nous allons essayer de l'eau de Lourdes.

Elle n'a bu que de l'eau de Lourdes pendant quelques jours, cela n'a pas diminué le diabète, elle est morte malgré son régime. Elle s'est purgée, elle a été à la diète, cela rentre dans votre traitement et pendant ce temps, le diabète a continué. J'ai essayé au bout de 4 jours de la faire manger, et la malade est morte au bout de 23 jours. Donc, il ne faut pas nous leurrer, le diabète est très difficile à guérir.

Nous devons remonter nos malades, mais ici, il ne faut pas nous dire qu'en purgeant les diabétiques de temps en temps, en les mettant à la diète, nous les guérirons. Je vous souhaite une belle série pendant 6 mois, mais cela ne durera pas.

M. Marcel Labbé. — Les observations que nous apporte M. Guelpa sont analogues à celles qu'il avait publiées l'an dernier.

On lui avait fait alors l'objection que son régime d'inanition exposait les diabétiques, surtout lorsqu'ils sont en menace d'acidose, au danger du coma Je crois cette crainte exagérée, car j'ai eu l'occasion de soumettre à l'inanition passagère des diabétiques en état d'acidose et je n'ai point vu survenir une aggravation des symptômes et de l'acétonurie. Mais ce n'est pas une raison pour préférer la cure brutale de l'hyperglycémie par l'inanition telle que la pratique M. Guelpa, à la cure plus lente par la réduction alimentaire et des hydrocarbonés que l'on impose en général. Les résultats qu'obtient M. Guelpa : la disparition de la glycosurie et des autres symptômes d'hyperglycémie, nous les obtenons aussi. Est-il plus avantageux de les obtenir très rapidement par une cure d'inanition ? Je ne le crois point, pour une raison que j'ai indiquée à diverses reprises. C'est qu'une cure plus lente sert en même temps d'éducation alimentaire ; elle impose au diabétique des habitudes hygiéniques qu'il pourra continuer à suivre dans l'avenir, et grâce auxquelles il conservera les avantages de la cure de réduction hydrocarbonée qu'il a subie.

Proclamer la guérison du diabète, comme le fait M. Guelpa, me semble erroné et dangereux. Quelle que soit la méthode que nous employons, nous ne guérissons point les diabétiques ; nous ne supprimons point le trouble glycorégulateur, qu'il tienne à une affection du pancréas, du foie, ou du système nerveux ; nous ne réparons point la lésion organique, nous faisons simplement disparaître l'hyperglycémie et les symptômes qui en découlent. Parce qu'un diabétique, à la suite d'un régime de réduction hydrocarbonée, n'a plus ni la glycosurie, ni la polydipsie, ni la polyurie, ni les démangeaisons, les anthrax, les gangrènes, ni aucun des accidents dont il souffrait auparavant, cela ne veut point dire qu'il est guéri de son diabète ; car il suffit de le laisser reprendre le régime surabondant et riche en hydrocarbonés qu'il suivait auparavant pour voir bientôt l'hyperglycémie se reconstituer aevc ses symptômes habituels. Il y a des diabétiques, sans glycosurie, comme il y a des brightiques sans albuminurie. Il ne faut pas confondre le syndrome clinique résultant de l'hyperglycémie avec le diabète, qui est une maladie. J'ai amélioré beaucoup de diabétiques que j'ai soignés par le régime, je ne les ai pas guéris ; je les ai seulement mis en état de ne pas souffrir de leur maladie en ne dépassant point la dose d'hydrate de carbone que leur trouble glycérogulateur leur permet de tolérer. Une seule fois, j'ai vu guérir complètement un diabète grave, mais il s'agissait d'un cas de diabète infectieux aigu tout à fait spécial.

Il est dangereux de laisser croire aux diabétiques qu'on les a guéris, car ils ne prennent plus alors de précautions hygiéniques, et lorsqu'ils retombent dans leurs habitudes alimentaires antérieures, les symptômes d'autrefois se reproduisent. Aussi ai-je l'habitude après la cure de réduction, de bien insister sur ce point que la persistance de leur santé dépend d'eux-mêmes et de la persistance avec laquelle ils suivront le régime correspondant à leur tolérance hydrocarbonée.

Une comparaison fera mieux comprendre ma pensée : quand nous avons soigné pour une poussée d'asystolie un malade atteint d'insuffisance mitrale, nous ne croyons point avoir guéri son affection cardiaque et nous ne le lui disons pas. Au contraire, nous nous efforçons de lui faire comprendre qu'il y a des ménagements à garder pour son cœur malade. S'il prend les précautions hygiéniques voulues, il évite pendant longtemps la crise d'asystolie ; si, se croyant guéri, il ne prend point de précautions et surmène son cœur, l'asystolie revient bientôt, plus grave que la première fois.

Il en est de même pour le diabétique, qui doit être considéré comme une sorte d'infirme dont l'infirmité consiste dans une impossibilité de brûler tout ou partie des aliments hydrocarbonés.

M. Lematte. — La question des diabètes est tellement importante qu'elle devrait retenir l'attention de notre Société. Dans le langage médical, on a le tort souvent d'employer des termes qui paraissent désigner des faits précis, alors qu'ils dissimulent notre ignorance. A propos du diabète, on parle d'*acidose*, et on voudrait rattacher les accidents du coma diabétique à *des produits acides* qu'on pourrait facilement doser dans le sang et dans l'urine. Avouons une bonne fois, que nous ne savons ni interpréter, ni mesurer l'acidité du sang et de l'urine. Tout est à refaire sur ces sujets.

Certains faits urologiques peuvent éclairer un diagnostic chez un diabétique. Le calcul du bilan de la nutrition, fait en comparant les entrées alimentaires aux sorties, permet de voir la part prise par le foie, le pancréas, ou le système nerveux.

Lorsque le diabète traduit une hyperfonction hépatique, le ssorties d'azote sont plus élevées que les entrées.

L'hypohépatie se constate par des rétentions azotées. Le bilan du phosphore mesure la part prise par la cellule nerveuse, et la coprologie, pratiquée avec des repas d'épreuve, donne des renseignements utiles sur la fonction pancréatique.

Ces notions devraient entrer dans la pratique médicale. Si vous le permettez, je vous exposerai plus tard comment on peut facilement évaluer le bilan nutritif.

M. Dignat. — Si je prends la parole, c'est pour apporter le témoignage de ce que j'ai vu à propos d'une malade dont M. Guelpa a cité l'observation. J'avais été appelé, à la suite d'une consultation avec le Dr Caussade, pour faire l'examen électrique des muscles et des nerfs des membres inférieurs atteints de névrite à forme sensitivo-motrice.

En fait, je constatai, à l'examen, de la réaction de dégénérescence incomplète, il est vrai, mais très nette cependant.

Or, cette dame, qui suivait très exactement, religieusement même, le régime alimentaire du Dr Guelpa en qui, du reste, elle a une confiance aussi absolue que justifiée, présenta bientôt une amélioration considérable qui m'étonna d'autant plus que le traitement électrique, institué tout d'abord, puis interrompu au bout de quelque temps, ne pouvait être sérieusement invoqué ici comme le facteur unique de cette amélioration.

Depuis, ce traitement a été repris, d'accord avec mon ami Guelpa, puis interrompu de nouveau. Or, actuellement cette dame, qui, lorsque je la vis pour la première fois, ne pouvait remuer ses membres inférieurs, et souffrait de douleurs atroces, a récupéré l'usage de ses membres, se lève, marche, circule dans son appartement, reçoit des visites, et, en résumé, se porte relatiment bien.

J'ajoute que la dame en question est névropathe et qu'elle a toujours été nerveuse. C'est là un détail qui, peut-être, a quelque importance.

M. Marcel Labbé. — Les faits analogues à celui que vient de citer M. Dignat sont intéressants, mais ils s'observent aussi bien à la suite des cures de réduction hydrocarbonée ordinaires. J'en ai publié plusieurs exemples. J'ai vu il y a quelques années une jeune femme diabétique souffrant d'une névralgie intercostale qu'aucun analgésique n'avait pu guérir et qui durait depuis plus d'un an. Après quelques jours d'un régime lacté réduit, qui avait diminué l'hyperglycémie, sans même la faire disparaître complètement, la névralgie intercostale n'existait plus.

Des résultats aussi remarquables s'obtiennent non seulement dans les névralgies, mais dans les névrites des diabétiques. Il y a trois ans, je commençai à soigner un diabétique atteint de névrite des membres inférieurs avec douleurs, fourmillements et abolition complète des réflexes rotuliens. Le régime de réduction hydrocarbonée fit cesser rapidement les douleurs en même temps que la glycosurie, et je fus très étonné, il y a peu de temps, de constater la réapparition des réflexes rotuliens.

M. Klotz. — Ce qui semble prouver que le diabète est d'origine toxique, c'est que chez les Chinois, qui ne mangent que du riz, on voit peu de diabétiques, malgré l'abondance de leur alimentation amylacée.

M. Guelpa. — L'objection de M. Depasse ne me surprend pas. Les idées qui ont cours depuis plus de cinquante ans sont, en effet, comme je l'ai dit au commencement de ma communication, favorables à l'existence de plusieurs diabètes. Mais cela n'est que de la théorie, et de la théorie non basée sur des faits sérieusement interprétés. Or, ce sont ceux-ci que je présente à la base de ma conception du diabète unique. Ces faits sont absolument positifs. Ils prouvent, de la manière la plus certaine, que le diabète est la résultante du déséquilibre de l'alimentation, surtout carnée, exagérée et de l'insuffisance de la capacité comburante des organes nutritifs. Et il y a le fait incontestable que, en dehors des diabètes très avancés, où les désordres fonctionnels ont déjà déterminé de très graves lésions organiques, la cure de désintoxication sérieusement pratiquée produit toujours la guérison très rapide des manifestations diabétiques et maintient cette guérison, si le malade veut s'adapter à la rééducation alimentaire nécessaire.

Dans ces conditions, il n'y a pas de diabète (c'est entendu de diabète vrai, et non symptomatique d'une lésion autre et incurable), il n'y a pas de diabète, dis-je, qui résiste à la cure de désintoxication Et sans crainte d'être démenti par les faits, j'offre à mes collègues de leur donner la preuve de ce que j'avance en appliquant moi-même la cure à leurs diabétiques rebelles à toutes leurs cures précédentes.

Dans l'argumentation de M. Depasse, ce qui a frappé de stupeur mon attention, c'est son affirmation qu'il n'a jamais vu guérir de gangrène diabétique. C'est absolument le contraire qu'on doit affirmer hautement aujourd'hui, car il n'y a pas de gangrène diabétique qui résiste au traitement sérieux par la désintoxication. J'en ai relaté trois cas typiques et très graves même, avec plus de 300 grammes de sucre et 4 grammes d'albumine. Ils me paraissent assez probants. C'est vraiment frappant combien la cure de ces gangrènes devient simple et rapidement guérissante. Il suffit de vouloir la pratiquer sérieusement pour être, sans exception, certain de résultats rapidement heureux.

Je ne dirais rien de la malade de M. Depasse, qui a bu l'eau de Lourdes, si ce n'était pour protester contre l'interprétation complètement erronée de la méthode de désintoxication que je propose. Certainement sa cliente n'a pas pratiqué des périodes répétées de purgations abondantes pendant 3 à 4 jours avec abstention totale des aliments.

Je dis cela parce que je voudrais que ce soit bien entendu que la purgation seule ou le jeûne seul sont la négation de la méthode. Ce n'est que par l'union constante de ces deux moyens qu'on doit obtenir toujours les résultats les plus complets dans la lutte contre le diabète, quelle que soit la gravité de ses complications.

Je commence par remercier M. Marcel Labbé de l'aide précieuse qu'il m'apporte pour détruire l'appréhension qu'on avait du danger de l'acidose et du coma par le fait de la privation d'aliments complétée par la purgation. D'autre part, notre cher collègue, M. Bardet, avait déjà fait, dans une autre réunion, la démonstration, on peut dire mathématique, de l'erreur complète de ce préjugé profondément si pernicieux.

Ce que je n'arrive pas à comprendre dans l'argumentation de M. Marcel Labbé, c'est son opposition à la cure que je propose et qu'il persiste à combattre, en la déclarant brutale. J'ai bien raison de supposer qu'il ne l'a jamais pratiquée lui-même, et qu'il n'a pas tenu à exercer toute son influence sur ses malades, autrement il serait facilement persuadé qu'il n'y a pas de cure aussi facile et pratique, une cure qui vous atténue, presque à les faire disparaître, la faim et la soif, une cure qui vous permet de vous livrer à vos occupations habituelles, une cure qui ne présente habituellement aucun danger, et qui en peu de jours arrête et guérit les plus graves complications. C'est vraiment incompréhensible qu'on veuille encore lui préférer les traitements précédents. Que fait-on, jusqu'à aujourd'hui, en présence du coma, de la gangrène, ou de toute autre manifestation très grave du diabète? M. Depasse s'est chargé de répondre : diabète avec gangrène, donc mort certaine.

Eh bien ! je dis que quand vous avez une cure qui débarrasse en quelques jours votre malade de tous ces accidents et qui les guérit complètement en quelques semaines, vous n'avez pas le droit de la négliger, de la repousser, dans l'intérêt de vos malades, dans le devoir de la profession.

M. Marcel Labbé me répond que c'est dangereux de proclamer la guérison du diabète. Est-ce qu'il juge aussi dangereux de proclamer la guérison du rhumatisme, de la pneumonie, de la gastro-entérite, etc. ? C'est-il parce que le diabète revient si le diabétique refait la maladie par excès relatif d'alimentation ? A ce compte-là, il n'y a pas de maladie guérissable : le rhumatisme, la gastro-entérite même réapparaissent, si les malades reprennent leurs précédentes habitudes de vivre dans les endroits humides ou de faire des désordres alimentaires.

Il me paraît que lorsque les symptômes de la maladie ont complètement disparu et que l'état général (force, intelligence, sensation de bien-être, etc.) est parfaitement rétabli depuis des mois et des années, il me paraît, dis-je, qu'on peut parler de guérison. Autrement c'est un mot qu'il faudrait rayer du dictionnaire des sciences médicales.

M. Marcel Labbé a tort de faire la comparaison, avec les déductions correspondantes, des manifestations du diabète et de celles de l'insuffisance mitrale. Elles ne sont absolument pas comparables : celles-ci étant sous la dépendance d'une lésion organique définitive, tandis que les premières ne sont que le témoignage du désordre fonctionnel, qu'on parvient à modifier complètement jusqu'à le rendre presque normal. Ainsi un foie diabétique, qui ne supporte pas seulement 60 grammes de féculents sans déterminer de la glycosurie, parvient, avec la rééducation alimentaire, à supporter sans le moindre inconvénient des quantités de 200, 300 grammes, et même plus, de matières amylacées.

Ce qui est dangereux pour le malade, ce n'est pas de lui dire qu'il est maître de guérir son diabète, mais de ne pas le guérir vite, et de le tenir sans cesse dans le cauchemar de l'impossibilité à jamais de recouvrer le bonheur de sa santé, quand il suffit de bien l'instruire sur la nécessité d'un régime modérément restreint, intercalé de temps en temps d'une cure complète de désintoxication.

Je ne répondrai pas longuement à M. Lematte, la question qu'il a soulevée ayant plutôt une importance théorique, et nécessitant un temps très long, si nous voulions bien l'examiner. Je me bornerai seulement à lui faire observer que dans les plus récents travaux, cette question de l'acidité, certaine en bloc, mais non encore bien nettement séparée dans ses détails, ne fait plus de doute en clinique : et pour cela on peut consulter avec grand avantage, entre autres, les bulletins du dernier congrès de médecine des médecins de langue anglaise, où la question de l'acidose a été très largement et très savamment discutée. Du reste, l'utilité du traitement par les doses excessives de bicarbonate de soude, lorsque le diabète est dans ses phases avancées, est une preuve clinique de plus de l'existence réelle de cette acidose, contestée par M. Lematte.

Je ne peux cacher que j'ai été fortement surpris de l'argumentation de mon ami M. Dignat. Il faut avoir une vraie religion pour l'influence nerveuse dans la détermination des maladies pour avancer que, dans le cas spécial de ma malade, la neuropathie a été un facteur capital dans l'évolution et pour la guérison de son diabète.

A ce compte-là, étant donné que ce fut toujours le même médecin qui a appliqué les soins ordinaires, pourquoi les applications électriques de M. Dignat n'ont-elles eu qu'un insuccès complet, tant que la malade n'a fait que les traitements habituels du diabète, tandis que le diabète a complètement disparu (et il reste disparu depuis trois mois) avec les plus heureuses conditions de l'état général, lorsqu'elle a bien voulu se soumettre à la cure de profond amaigrissement que j'avais toujours déclarée indispensable, complétée plus tard par les courants électriques de M. Dignat ?

Son interprétation me paraît encore plus exagérée lorsqu'on réfléchit que chez cette malade à 300 grammes de sucre, à part ses douleurs vraiment atroces pendant plusieurs mois, on ne pouvait plus trouver le moindre battement des fémorales et des poplitées. Il me paraît qu'il suffit de citer ces faits pour avoir le droit de contester toute interprétation nerveuse à ce cas de diabète, qui contribue à confirmer de la manière la plus évidente l'efficacité merveilleuse de la cure de désintoxication même dans les plus graves complications de cette maladie.

M. Boursier. — Pour conclure, nous pouvons remercier M. Guelpa de son intéressante communication, seulement je crois qu'il aura comme nous des déceptions, et qu'il verra que ce qu'il avance n'est pas toujours vrai. Car, au fond, il n'y a pas un diabète, mais il y a des diabétiques. Il y en a qui paraîtront guéris, comme le disait M. Marcel Labbé, et qui, au bout de deux ans, redeviendront diabétiques. De sorte qu'il n'y a pas un diabète, mais des diabétiques, il n'y a pas un traitement, mais il y a des traitements. Ceci dépend des cas de diabète. Je crains que, malgré sa conviction, M. Guelpa n'ait quelques déboires et ne rencontre des malades qu'il ne puisse pas guérir.

***

Cette discussion sur la guérison du diabète venait d'avoir lieu depuis peu de jours lorsque M. le docteur Coyon, médecin des hôpitaux, eut l'amabilité de m'inviter à faire l'application de ma méthode à l'hôpital Saint-Antoine, où il faisait le remplacement du médecin titulaire. Il y avait précisément en ce moment dans son service un cas de diabète de la plus haute gravité.

Il s'agissait d'un malade de 65 ans, fils de père et de mère morts diabétiques. Profondément amaigri et avec les téguments de la face parcheminés, et à teint jaune terreux, il émettait journellement cinq litres environ d'urine avec 300 gr. et plus de sucre et 4 1/2 grammes d'albumine. De plus, son pied et son genou droits étaient fortement tuméfiés, surtout le genou, dont le volume plus que doublé avait l'apparence d'une tumeur blanche avec localisations déjà abcédées. En effet, M. l'interne ayant fait des ponctions exploratrices en avait extrait du pus aseptique. M. le docteur Coyon, ne pouvant préciser la nature de la lésion, avait fait pratiquer la radiographie à la suite de laquelle le diagnostic plus probable faisait supposer un sarcome du genou. Il est inutile, je crois, d'ajouter que le genou en demi-flexion ne pouvait subir le moindre mouvement sans des manifestations des plus violentes douleurs.

C'est un malade dans de telles conditions que M. le docteur Coyon me proposa d'entreprendre. J'avoue que pendant un instant j'ai hésité d'accepter, dans la crainte de compromettre la méthode. Mais l'hésitation fit place aussitôt à la décision d'appliquer sans retard et sévèrement la cure de désintoxication. Fort de l'expérience acquise, je prédisais la rapide suppression du sucre des urines. Et j'ajoutai : je ne serais pas étonné si la cure sévèrement suivie ne parvenait à faire disparaître la tuméfaction du genou, dans le cas encore possible qu'il ne s'agît pas réellement de sarcome ; résultat heureux que j'avais déjà eu l'occasion d'obtenir dans de semblables tuméfactions articulaires de nature goutteuse. Je prescrivis le traitement suivant : prendre chaque jour pendant 4 jours 40 grammes de sulfate de soude dissous dans un litre environ d'eau chauffée. Et dans cet intervalle s'abstenir de tout aliment, et boire à volonté eau et tisanes, en supprimant toute autre médication.

Le quatrième jour il n'y avait plus de sucre dans les urines. Le malade en fut si heureux qu'il accepta de rester à jeun encore le jour suivant.

M. le docteur Coyon et ses élèves furent un peu surpris du résultat, mais justement me firent l'objection que cette disparition du sucre des urines était explicable par le fait de la privation excessive de l'élément comburable et que certainement le sucre reparaîtrait dès que le malade reviendrait à l'alimentation. J'ai répondu que, assurément, le sucre reviendrait sans retard mais avec une diminution très grande relativement au taux précédent ; et que, après des alternatives de périodes de cure sévère et de successives périodes d'alimentation végétarienne bien réglée, on finirait par faire disparaître totalement et définitivement le sucre des urines, avec la parallèle amélioration générale du malade.

Dans ce but j'ai fait suivre le régime suivant : matin : un potage julienne, ou bien une pomme et une tasse de thé ou de café noir. A midi, un légume vert, une salade, un fruit et 30 gr. de pain ou 60 gr. de pommes de terre ; boisson aqueuse à volonté. Le soir, comme à midi, remplaçant les légumes ou la salade par un potage julienne.

Comme nous l'avions prévu, le sucre réapparut dès le deuxième jour de la reprise de l'alimentation, dans la proportion de 40-50 grammes avec la quantité de deux litres d'urine environ, résultat qui persista, complété par l'amélioration progressive de l'état général du malade. La toux était pour ainsi dire disparue.

Quatre jours après, on reprit la cure sévère de purgation et de privation qui dura encore cinq jours. Mais cette fois, dès le lendemain le sucre était déjà disparu. Et il continua à rester absent des urines aussi après la reprise de l'alimentation dans les conditions précédentes. L'albumine était réduite à 0 gr. 45. L'état général physique et moral continuait à s'améliorer à vue d'œil, les téguments perdaient le teint terreux, et commençaient à laisser entrevoir le rose de l'irrigation normale.

Après la troisième période de cure sévère, je faisais ajouter à l'alimentation précédente deux potages de pâtes et vingt à trente grammes de pain de plus, c'est-à-dire 80 à 90 grammes de pain par jour, toujours avec défense la plus absolue des aliments carnés et des œufs.

Ce supplément d'aliments n'amena pas de réapparition de sucre.

Et le malade continuait à aller de mieux en mieux, lorsque, brusquement le sucre, quoique en petite quantité, refaisait son apparition dans les urines. Ce retour de la manifestation plus caractéristique du diabète avait diminué un peu le premier enthousiasme des autres, non le mien, enthousiasme qui ne tarda pas à reconquérir ses droits lorsqu'on apprit après une enquête bien menée que le malade, par caprice, avait en cachette avalé de nombreux aliments que les parents lui avaient apportés.

Resoumis immédiatement à la cure, le sucre disparaissait aussitôt de ses urines. J'oubliais de dire que, après la 2e cure, le malade contractait une pleuro-pneumonie infectieuse de son voisin de lit, qui en était mort.

La température, après un très fort frisson, était montée à plus de 40°. Une pareille complication aurait pu être fatale dans des conditions normales.

Mais la désintoxication que les deux cures précédentes avaient déjà réalisée dans cet organisme lui ont permis de lutter avec succès contre ce processus, et une semaine après, le malade était complètement remis de cette aggravation imprévue et si dangereuse.

Pendant le premier mois de ces alternatives de cure sévère et d'alimentation végétarienne restreinte, l'état du genou avait paru presque s'aggraver.

La tuméfaction avait légèrement augmenté ; la peau était devenue luisante, la douleur plus vive, et les points abcédés étaient plus manifestes.

N'aurait été le fait de la gravité par trop excessive, on aurait pratiqué l'amputation de la cuisse. On avait jugé que certainement le malade n'aurait pu supporter l'opération.

Heureusement qu'il en fut ainsi, car au bout d'un mois de cure, le genou commençait à diminuer et cette diminution se poursuivit régulière pendant les deux mois successifs au bout desquels l'état du genou était tellement amélioré qu'il n'y existait plus trace des points abcédés et que la tuméfaction de la partie fémorale était pour ainsi dire disparue, n'y restant que la tuméfaction, réduite de plus de la moitié, de la partie tibiale. Pendant tout ce temps le sucre et l'albumine étaient restés absents.

A ce moment, l'intérim de M. le docteur Coyon à l'hôpital St-Antoine s'était terminé, le service fut repris par son titulaire M. le docteur Claude qui, n'ayant pas jugé nécessaire la continuation de la cure de désintoxication, remit le malade à l'alimentation ordinaire. J'en ai été si peiné que je n'ai plus eu le courage de retourner dans le service ;

et aujourd'hui je ne sais même pas qu'elles furent les suites de ce retour aux erreurs précédentes.

Il est difficile de trouver, je crois, une observation plus démonstrative de l'effet merveilleux, certain de la cure de désintoxication contre le diabète, lorsqu'elle est appliquée avec l'énergie et la durée nécessaires et complétée immanquablement par l'alimentation végétarienne restreinte et bien réglée.

De plus, cette observation nous a démontré l'existence d'une complication organique du diabète, pas encore décrite précédemment, que je sache, c'est-à-dire de dépôts diabétiques dans les articulations, absolument identiques aux dépôts uratiques de la goutte et aux proliférations articulaires tuberculaires ou syphilitiques. Elles sont capables de déterminer de fortes réactions inflammatoires jusqu'à la formation de vrais abcès dans l'articulation. Il est nécessaire dans l'avenir de connaître ce processus, qui, mieux que les autres similaires, a l'avantage de pouvoir s'éteindre assez rapidement par la cure sévère de désintoxication.

Ces résultats viennent à ajouter, je pense, une confirmation de la plus grande évidence à mes conclusions précédentes, c'est-à-dire que le vrai diabète n'est plus une maladie dangereuse et incurable, mais un simple vice de la nutrition, qu'on peut prévenir et guérir toujours avec une saine éducation alimentaire.

Dr G. Guelpa.

Paris, le 29 juin 1911.

Clermont (Oise). — Imp. Daix frères et Thiron.

Principales Publications du Dr G. GUELPA

TRAVAUX DE MÉDECINE :

De la galvanocaustique en chirurgie.

Contribution à l'étude de la terpine et du terpinol.

Des injections hypodermiques de sels insolubles de mercure.

L'angine diphtérique.

De la fausse membrane de la diphtérie.

Quelques idées sur le traitement de la diphtérie.

Les injections trachéales dans le traitement du croup.

Il crup. quale deve esserne la cura.

Recherches sur la pathogénie et le traitement du tétanos.

Les Sanatoriums dans la cure de la tuberculose. (Rapport à la Société de Médecine.)

Le crachoir de poche.

Canitie et calvitie. Hygiène des cheveux.

La lutte contre l'épilepsie par la désintoxication.

Autointoxication et désintoxication. (Un vol. chez M. Doin, éditeur, 8, Place de l'Odéon, Paris.)

Désintoxication et régime végétarien.

AUTRES TRAVAUX :

De la nécessité d'une langue internationale.

Questioni di beneficenza e solidarieta italiane in Parigi.

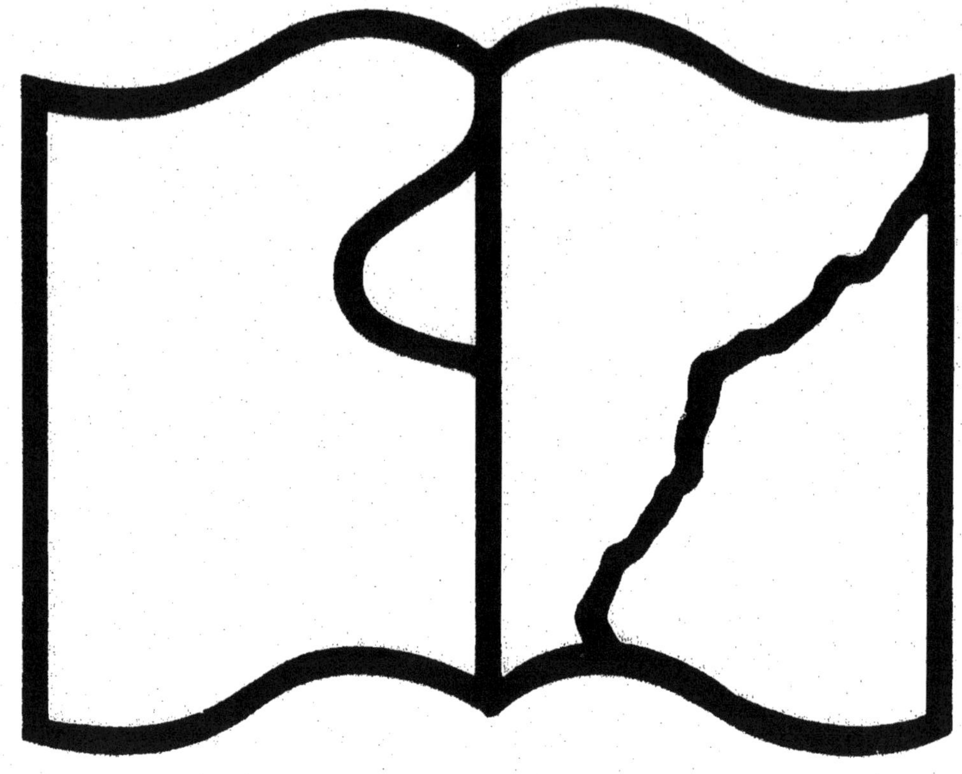

Texte détérioré — reliure défectueuse

NF Z 43-120-11

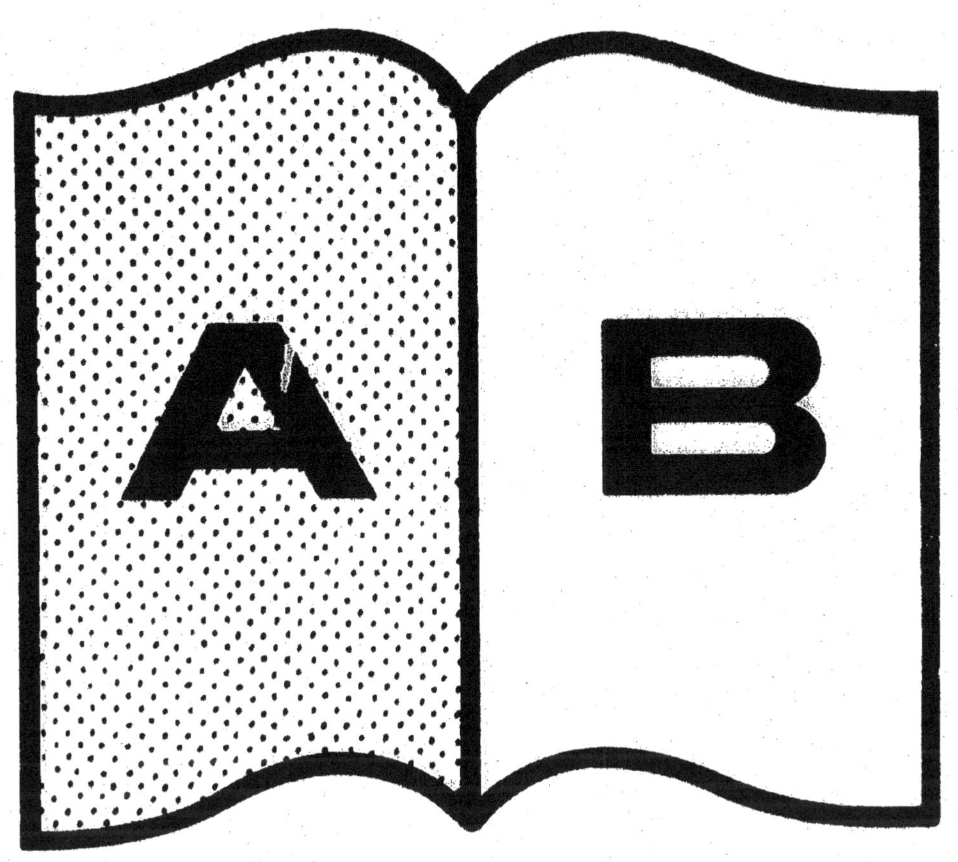

Contraste insuffisant

NF Z 43-120-14

www.ingramcontent.com/pod-product-compliance
Ingram Content Group UK Ltd.
Pitfield, Milton Keynes, MK11 3LW, UK
UKHW021029200726
13857UKWH00004B/1675

9 782011 942852